Hanf

CANNABIS

Wohltuendes aus der Natur

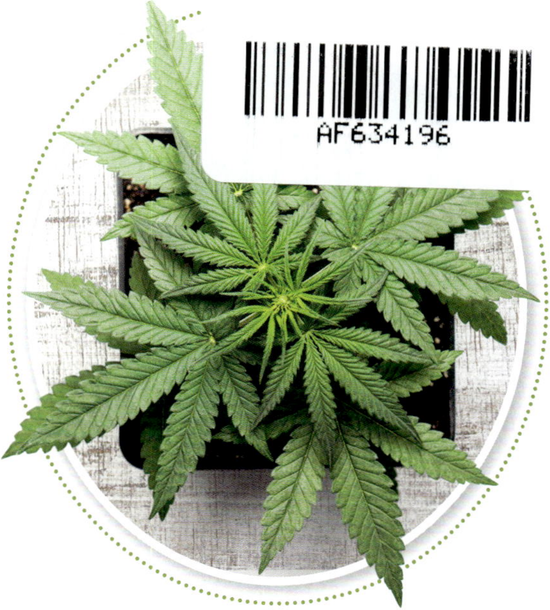

tosa

Inhalt

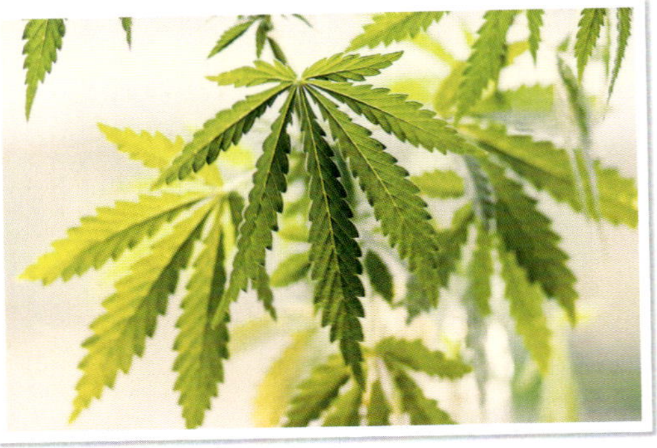

Vorwort

Ist Hanf nun eigentlich gefährlich oder gesund? Diese Frage wird bis heute ebenso leidenschaftlich wie kontrovers diskutiert. Wurde der Hanf die letzten Jahrzehnte aufgrund der psychoaktiven Wirkung seines Inhaltsstoffs THC (Tetrahydrocannabinol) vor allem als Gefahr für die Gesundheit betrachtet, sieht man heute zunehmend wieder dessen Vorzüge. Dabei ist das alles nichts Neues. Der Blick in die Vergangenheit offenbart schnell, dass der Hanf uns Menschen schon sehr lange begleitet. Der Hanf ist eine der ältesten und wertvollsten Kulturpflanzen. Seit tausenden von Jahren versorgt er die Menschen mit wertvollen Rohstoffen, Nahrung und Medizin. Sämtliche Hochkulturen kannten seine Vorzüge und einige von ihnen verehrten den Hanf sogar als „heilig“.

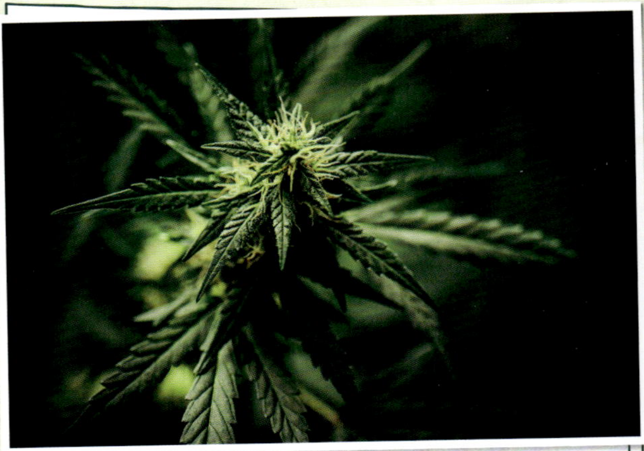

Wegen ihm wurden Kriege geführt und durch ihn gewonnen. Denn mehr als einmal leistete Hanf einen entscheidenden Beitrag zur technologischen aber auch kulturellen Entwicklung der Menschheit und schrieb so wiederholt Geschichte. Die Industrialisierung läutete seinen Niedergang ein, der schließlich in einem weltweiten Anbauverbot gipfelte. Erst in den 1990er-Jahren begann eine vorsichtige Rückbesinnung und Wiederentdeckung …

Steckbrief

Wissenschaftlicher Name:
Cannabis

Volksnamen:
Hanf, Hämp/Hemp, Hanel, Harf, Hauf

Familie:
Hanfgewächse *(Cannabaceae)*

Verwendete Pflanzenteile:
Es werden alle Teile des Hanfs verwendet

Erntezeit:
je nach Sorte und Anbaubedingungen von Ende Juli bis Ende September

Die wichtigsten Inhaltsstoffe:
Cannabinoide (insbesondere THC und CBD), Terpene und Flavonoide (u.a. antioxidativ), ungesättigte Fettsäuren (insbesondere Omega-3- und Omega-6-Fettsäuren im Ideal-Verhältnis 1:5, Gamma-Linolensäure, Ölsäure), Vitamine (A, B1, B2, Niacin, B6, E), Mineralstoffe (u. a. Phosphor, Kalium und Magnesium), hochwertiges Protein (alle essenziellen Aminosäuren)

Medizinische Anwendung:
schlaffördernd, schmerzstillend, entzündungshemmend, angstlösend, krampflösend, antidepressiv, antioxidativ, antitumoral, appetitanregend, lindert Übelkeit und Erbrechen

Planetenzugehörigkeit:
Neptun und Saturn

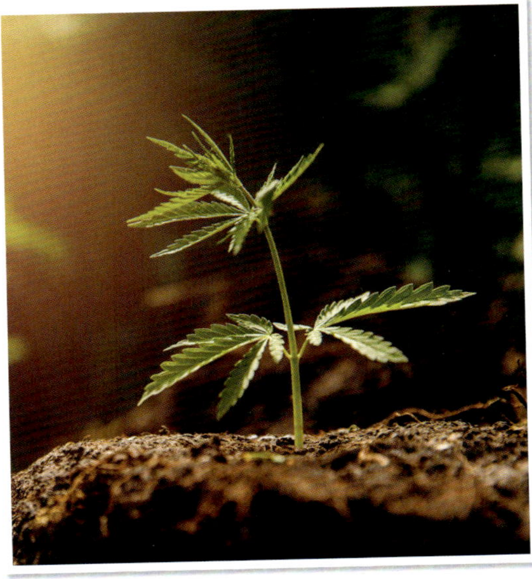

Einleitung

Archäologische Funde belegen, dass bereits die Menschen der Jungsteinzeit Hanf gekannt und genutzt haben. Dabei sammelten sie nicht nur die nahrhaften Samen, sondern verarbeiteten auch bereits die Fasern. Die Kultivierung von Hanf begann vor rund 6000 Jahren in China. Dabei lieferte er den Chinesen nicht nur Nahrung, sondern darüber hinaus den Rohstoff für Seile und Stoffe. Auch das erste Papier hat seinen Ursprung im Land der Morgenröte und bestand aus Hanf.

Die heilenden Eigenschaften des Hanfs waren ebenfalls früh bekannt. So empfahl ihn der mythische Urkaiser Shennong (um 2800 v. Chr.) in seiner

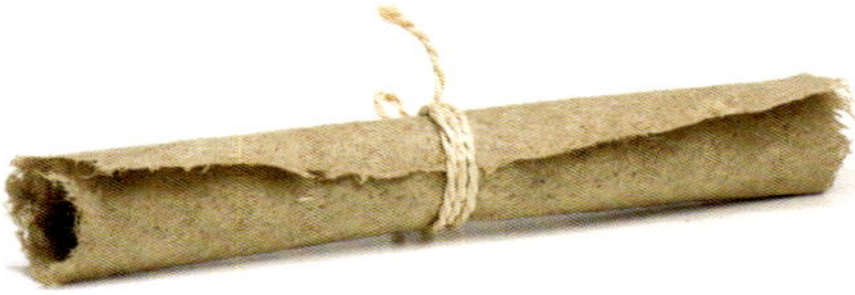

pharmakologischen Abhandlung über 365 Heilpflanzen als Mittel gegen „weibliche Schwäche“, Gicht, Rheuma, Malaria, Verstopfung und viele andere Beschwerden.

Aber auch bei rituellen Zwecken kam er zum Einsatz – insbesondere im Rahmen des Totenkults. Das belegen Reste von hoch psychoaktiven Hanfsorten, die in Gräbern aus dem letzten vorchristlichen Jahrtausend gefunden wurden. Die Pflanzen waren sowohl als Grabbeigaben, aber auch als Räucherwerk beim Begräbnisritual gedacht.

Von seiner Heimat Zentralasien aus breitete sich der Hanf zunächst in weitere Gebiete Asiens aus, bevor er über Handelsrouten nach Indien sowie zu den antiken Hochkulturen im heutigen Irak gelangte. Von dort aus verbreitete er sich über die Arabische Halbinsel bis ins südliche Afrika. Nach Europa brachten den Hanf die Skythen, ein Reiternomadenvolk aus dem heutigen Südrussland. Mit Christoph

Kolumbus erreichte der Hanf schließlich die sogenannte neue Welt.

Bis in die zweite Hälfte des 19. Jahrhunderts war Hanf die weltweit am häufigsten angebaute Nutzpflanze. Dabei war er nicht nur ein wichtiger Nahrungslieferant. Mit Flachs, Nessel und Wolle war Hanf der wichtigste Rohstoff für die Textilherstellung, wobei neben Ober- und Arbeitsbekleidung auch Nutztextilien wie Schuhe, Teppiche, Decken und Handtücher aus Hanf gefertigt wurden.

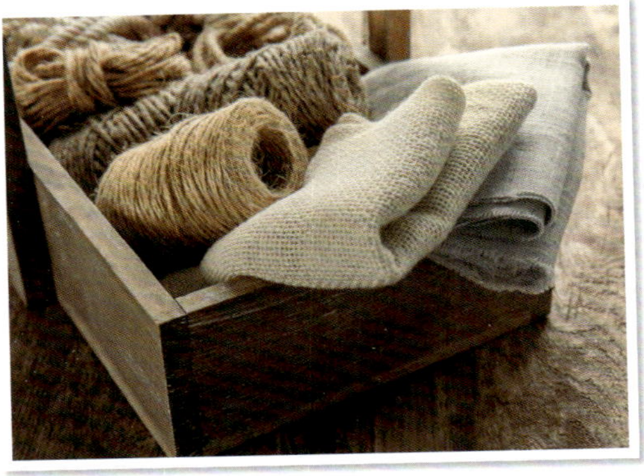

Nicht nur die Gutenberg-Bibel entstand aus Hanfpapier, viele der alten Meister malten ihre Kunstwerke auf Leinwänden aus Hanf. Dabei verwendeten sie häufig Farben, denen Hanföl beigemischt war, das auch deren Lampen zum Leuchten brachte. In Amerika, wo sich der Hanf Anfang des 17. Jahrhunderts schnell zu einem der Haupterzeugnisse entwickelte, galt er in einigen Teilen des Landes sogar als Zahlungsmittel.

Seine Blütezeit in Europa erlebte der Hanf ebenfalls im 17. Jahrhundert, in dem sich auch die Segelschifffahrt auf ihrem Höhepunkt befand. Das ist insofern kein Zufall, als die Segel sowie das gesamte Tauwerk der damaligen Schiffe aus Hanffasern hergestellt wurden – ebenso wie die Kleidung der Seeleute, die jeweils gehisste Flagge und die verwendeten Netze sowie Seekarten.

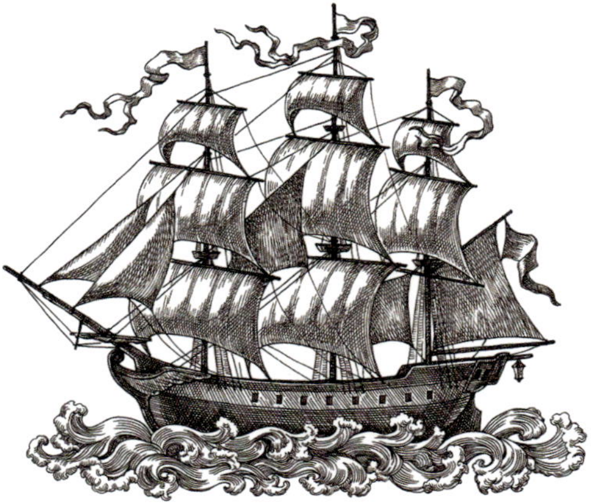

Auch in der Medizin wurde dem Hanf zu dieser Zeit besondere Bedeutung zuteil. Überall in Europa – und darüber hinaus – war er als Heilmittel anerkannt und gebräuchlich. So zählte beispielsweise die seinerzeit in jeder Apotheke erhältliche Hanf-Tinktur zu Beginn des 20. Jahrhunderts noch zu den meist verordneten Arzneien.

Zahlreiche Erfindungen im Rahmen der Industrialisierung ermöglichten schließlich die Nutzung billigerer Rohstoffe, sodass Hanf im 18. und 19. Jahrhundert massiv an Bedeutung verlor. Zudem wurden immer mehr Menschen süchtig, insbesondere nach Opium, Kokain und Heroin. Entsprechend gab es vermehrt Bestrebungen, die Verfügbarkeit und den Umgang mit diesen Drogen zu reglementieren. Dass in diesem Zuge auch Cannabis verboten wurde, ist zu einem Gutteil nicht gesundheitlichen Bedenken, sondern handfesten wirtschaftlichen Interessen geschuldet. Spätestens seit dem Einheitsabkommen über die Betäubungsmittel von 1961, einer UN-Konvention gegen narkotische Drogen, ist der

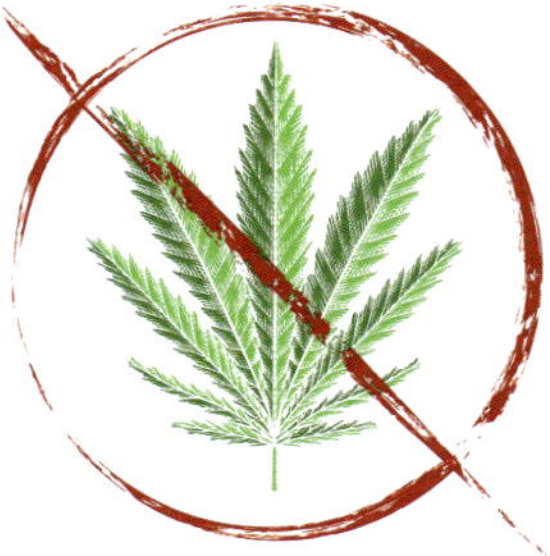

Anbau von Hanf, auch von THC-armem Nutzhanf, nahezu weltweit verboten.

Nach jahrzehntelanger Verteufelung als Einstiegsdroge ist seit den 1990er-Jahren weltweit ein Trend zur Entkriminalisierung und Legalisierung zu beobachten. Man besinnt sich wieder auf die inzwischen auch wissenschaftlich belegte Heilwirkung des Hanfs sowie auf dessen Vorzüge als ökologisch nachhaltigen Rohstoff. In Deutschland darf Nutzhanf seit 1996 und Medizinalhanf seit 2017 wieder industriell angebaut werden, allerdings nur unter strengen Auflagen. Ebenfalls seit 2017 ist medizinisches Cannabis in Deutschland legal „auf Rezept“ erhältlich. Doch so ganz ist es dem Hanf – trotz aller Fortschritte – immer noch nicht gelungen, sein Drogen-Image abzuschütteln.

ACHTUNG!

In Deutschland ist Privatpersonen der Anbau von Pflanzen der Gattung Cannabis (die übrigens nahe Verwandte des Hopfens sind) verboten und er wird als Straftat geahndet. Das gilt unabhängig davon, ob der betreffende Hanf einen hohen oder niedrigen THC-Gehalt hat sowie zu welchem Zweck und in welcher Menge er angebaut wird. Eine Pflanze im Blumentopf auf dem heimischen Fensterbrett reicht bereits aus, um Polizei und Staatsanwalt auf den Plan zu rufen!

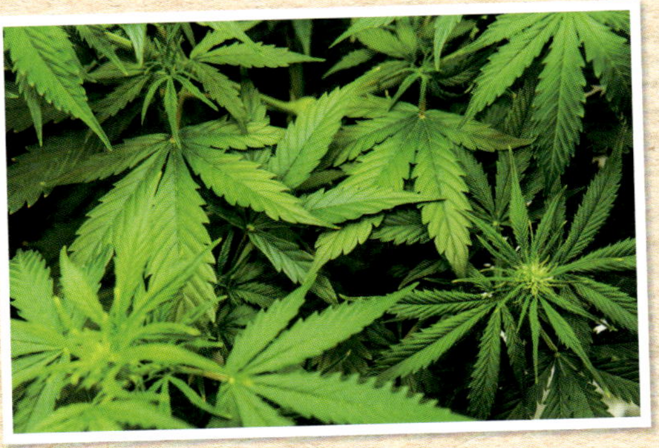

Vorkommen

Heutzutage gedeiht Hanf nahezu überall und stellt auch keine besonderen Ansprüche an die Bodenqualität. Will man Hanf professionell anbauen und einen zufriedenstellenden Ertrag erwirtschaften, bieten ein gemäßigtes Klima sowie ein humoser, kalkhaltiger, nährstoffreicher Boden mit einem neutralen bis leicht basischen pH-Wert und einer geregelten Wasserversorgung die besten Voraussetzungen. Abzuraten ist dagegen von Sandböden und schweren Tonböden. Auch mit Staunässe tut sich der Hanf schwer. Eine Bewässerung ist aufgrund der tiefreichenden Wurzeln in aller Regel nicht notwendig.

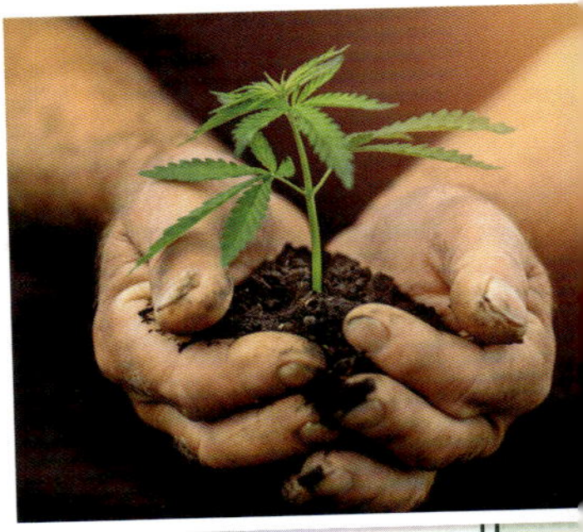

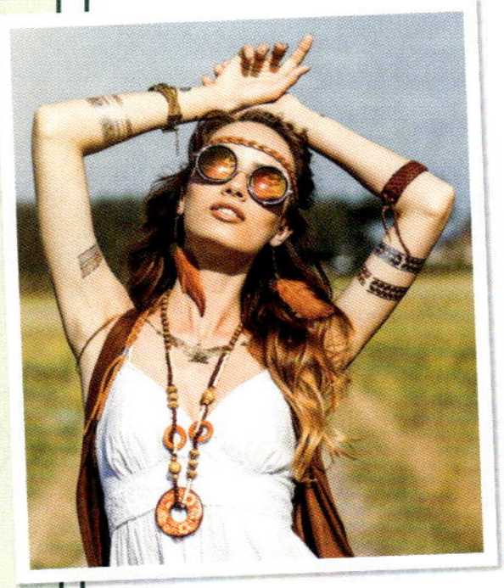

War Hanf im Alltag unserer Großeltern durchaus noch präsent, hat fast keiner von uns jemals eine solche Pflanze tatsächlich zu Gesicht bekommen. Wir kennen sie nur insofern, als das Hanfblatt mit seiner typischen Form als inoffizielles Symbol einiger Subkulturen (zum Beispiel der Hippie-Bewegung) weltweite Berühmtheit erlangt hat und auf zahlreichen Kleidungsstücken, Postern etc. verewigt wurde.

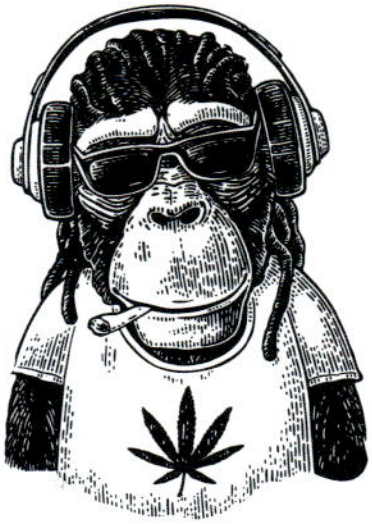

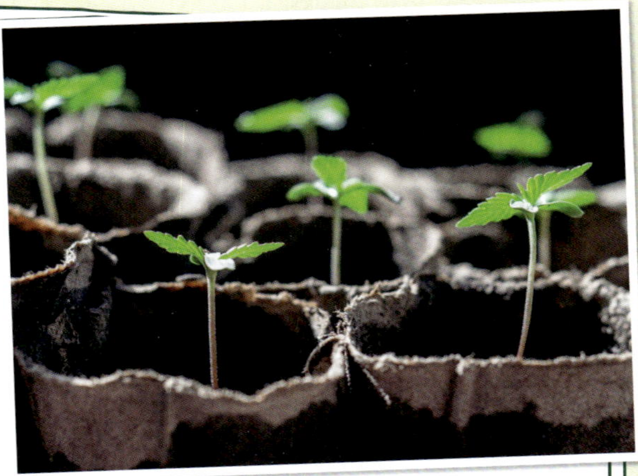

In der Natur ist Hanf eine meist einjährige, monokarpe krautige Pflanze (das bedeutet, sie blüht nur einmal in ihrem Leben, fruchtet und stirbt dann ab) mit einer Vegetationsdauer von 90 bis 105 Tagen. Seine Wuchshöhe beträgt je nach Art und Umweltbedingungen zwischen einem und fünf Metern. Die ein bis zwei Zentimeter dicken, aufrecht stehenden Stängel sind gerieft, kantig und rauhaarig. Im Bereich des Blütenstandes bilden sich ebenfalls dicht behaarte Seitentriebe.

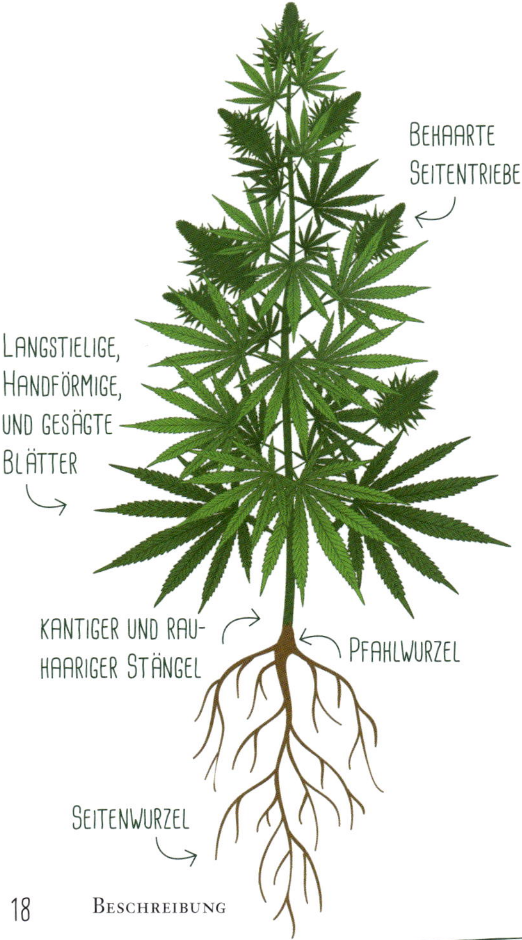
BEHAARTE SEITENTRIEBE
LANGSTIELIGE, HANDFÖRMIGE, UND GESÄGTE BLÄTTER
KANTIGER UND RAU-
HAARIGER STÄNGEL
PFAHLWURZEL
SEITENWURZEL

Der Blick unter die Erde offenbart beim Hanf eine kräftige, tiefreichende Pfahlwurzel mit zahlreichen Seitenwurzeln. Die Hauptwurzel kann eine Länge von ein bis zweieinhalb Metern erreichen, sodass der Boden intensiv durchdrungen wird. (Deshalb gilt Hanf auch als Bodenverbesserer.)

Die langstieligen Blätter der ausgewachsenen Hanfpflanze sind handförmig. Sie haben auf der Oberseite eine dunkelgrüne, auf der Unterseite eine weißlich-grüne Färbung. Der Rand ist deutlich gesägt. Die einzelnen „Finger“ werden je nach Art 7 bis 15 Zentimeter lang und 0,5 bis 1,5 Zentimeter breit. Auch deren Anzahl pro Blatt variiert – während die Blätter im unteren Bereich fünf- bis elfzählig sein können, reduziert sich die Zahl nach oben hin bis auf ein Einzelblättchen. Mit Beginn der Blüte verändert sich die Blattstellung von vorwiegend gegenständig zu wechselständig, insbesondere im oberen Stängelbereich.

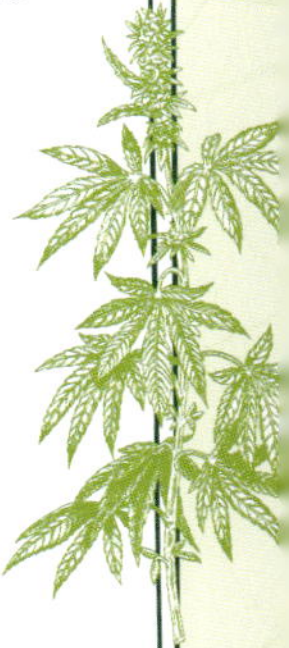

Hanf ist eine windbestäubende diözische Pflanze (die männlichen und weiblichen Blüten befinden sich auf verschiedenen Exemplaren). Die männlichen Blüten stehen in nickenden Rispen und werden von eiförmigen bis lanzettlichen Kelchblättern umschlossen. Diese weisen eine gelblich-grüne Färbung auf. Die aus den Blüten herausragenden Staubfäden haben eine Länge von bis zu einem Millimeter.

Die weiblichen Blüten sind ebenfalls in Rispen organisiert. Diese stehen jedoch so

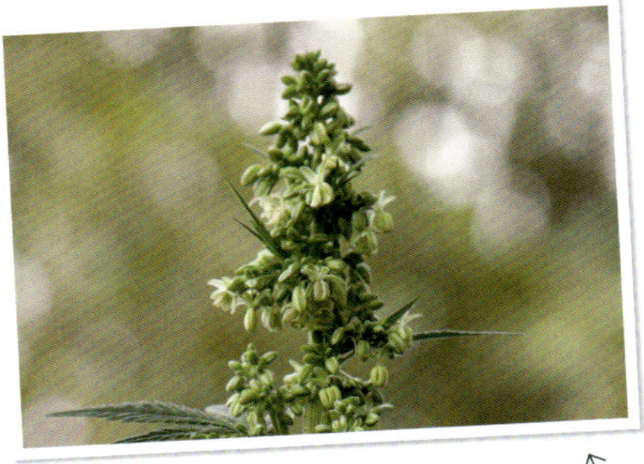

MÄNNLICHE PFLANZE

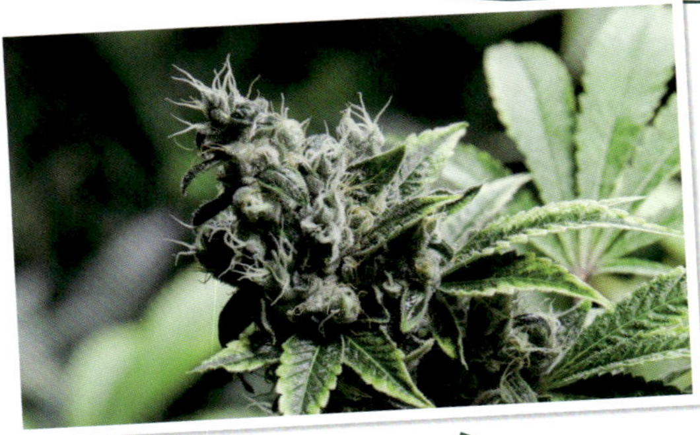

WEIBLICHE PFLANZE

dicht beieinander, dass sie eher an Ähren erinnern, weshalb man hier von sogenannten Scheinähren spricht. Die ungestielten Blüten sind grün gefärbt und von einem behaarten Deckblatt eingehüllt. Den elliptischen Fruchtknoten mit seinen zwei Narbenästen umgibt ein kleiner, ebenfalls behaarter Kelch.

Als Samen bildet der Hanf Achänen aus. Dabei handelt es sich um drei bis vier Millimeter große ellipsenförmige Nussfrüchte von brauner bis graugrüner Farbe.

Beim Hanf unterscheidet man heute in der Regel folgende Arten:

- *Cannabis sativa:* Beim Echten oder auch Gewöhnlichen Hanf handelt es sich um eine Kulturform der Pflanze, bei der die Faser- und Nahrungsmittelgewinnung im Vordergrund steht.

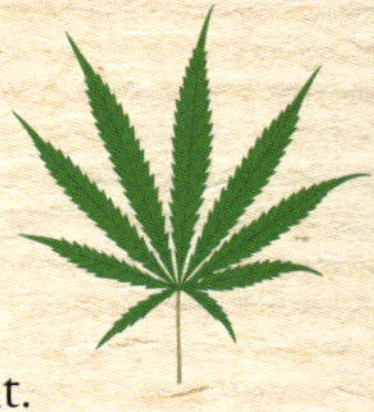

- *Cannabis indica:* Der konisch wachsende Indische Hanf erreicht durchschnittlich eine Höhe von 1,20 Meter. Er ist stärker verzweigt sowie dichter belaubt als die beiden anderen Arten, wobei die Blätter über weniger, dafür aber breitere Teilblättchen verfügen. Die Indica-Sorten weisen einen besonders hohen Gehalt an psychoaktiven Wirkstoffen auf und kommen deshalb vor allem beim Anbau zur Herstellung von Medikamenten und Rauschmitteln zum Einsatz.

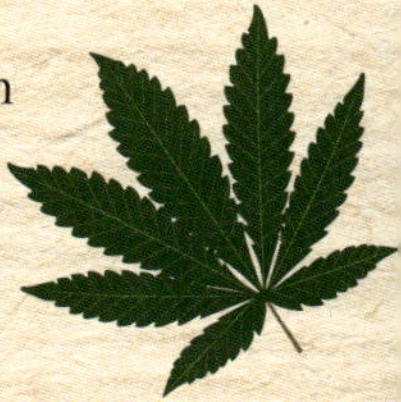

• *Cannabis ruderalis:*

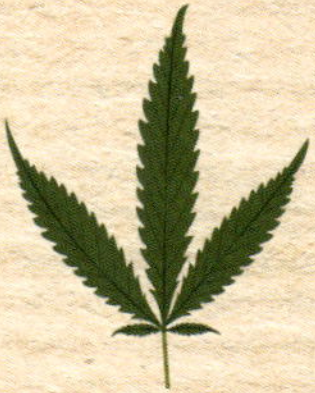

Die Wildform des Hanfs findet man bevorzugt auf vegetationsarmen, nährstoffreichen Flächen. Sie ist am wenigsten verbreitet und kaum bekannt, da sie weder ein guter Faserlieferant ist, noch mit einem hohen THC-Gehalt glänzen kann. Ruderalhanf ist mit einer Wuchshöhe von durchschnittlich 30 bis 60 Zentimetern die kleinste der drei Arten, weist lediglich einen dünnen Stängel, kaum Verzweigungen und nur eine geringe Belaubung auf.

Ob es sich dabei tatsächlich um drei verschiedene Arten handelt, ist in der Wissenschaft bis heute nicht endgültig geklärt. Inzwischen gibt es zudem diverse Hybride und Kreuzungen.

Verwendungsmöglichkeiten

Über viele Jahrhunderte hinweg war Hanf eine der bedeutendsten Kulturpflanzen und ist auch heute noch ein Tausendsassa was sein Anwendungsspektrum betrifft. Dabei stehen (auch mengenmäßig) natürlich die Hanffasern im Vordergrund, aber auch alle anderen Pflanzenteile bieten diverse Verwendungsmöglichkeiten. Schätzungen zufolge ist es heute möglich, rund 50 000 Produkte aus der Hanfpflanze herzustellen. Deshalb hier nur ein kurzer Überblick:

Fasern und Schäben

Wesentliche Merkmale der Hanffaser sind ihre lange Haltbarkeit sowie ihre hohe Reißfestigkeit. Sie spielt deshalb insbesondere bei der Produktion von Spezialzellstoffen eine wichtige Rolle.

Auch ökologisch wertvoll

Hanf ist nicht nur extrem vielseitig, sondern auch aus ökologischer Sicht zahlreichen anderen vergleichbaren Nutzpflanzen überlegen. Neben Vorteilen beim Anbau (genügsame, robuste sowie ertragreiche Pflanze, die schnell wächst und den Boden nicht auslaugt; kein Einsatz von Herbiziden, Pestiziden und Fungiziden notwendig; kann fast überall angebaut werden, wodurch lange Transportwege entfallen) zeichnet ihn insbesondere aus, dass er nahezu komplett – also ohne Abfall- oder Restaufkommen – verwendet werden kann.

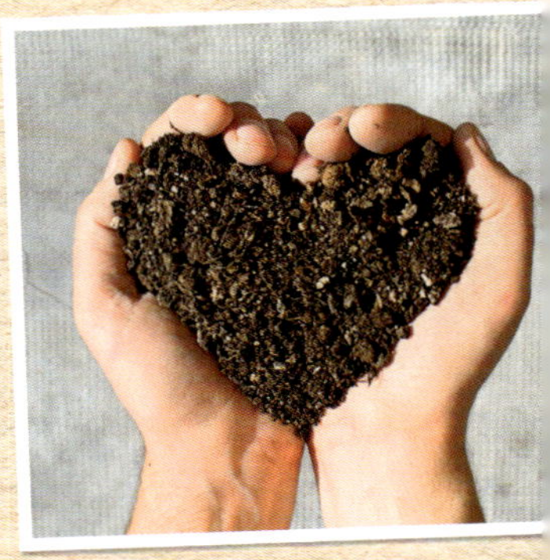

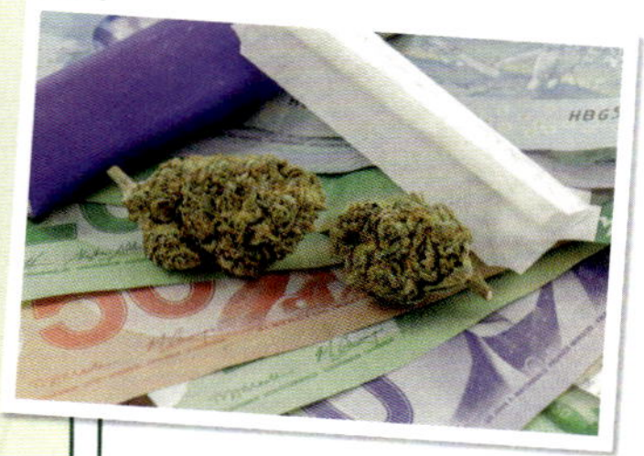

Dazu gehören unter anderem Banknotenpapier, technische Filter, Zigarettenpapier, Teebeutel sowie Verpackungsmaterial und Hygieneprodukte. Ebenso findet sie als Verstärkungsfaser für Kunststoffe im Leichtbau sowie als Brems- und Kupplungsbelag Verwendung.

Ein weiteres Einsatzgebiet ist die Bauindustrie. Hier dienen Hanffasern in Form von Dämmvliesen oder -filzen beispielsweise als Alternative zur Mineralwolle. Die sogenannten Schäben (holzähnliche Teilchen, die bei der Fasergewinnung als Nebenprodukt anfallen) werden ebenfalls zur Dämmung, aber auch zur Herstellung von Leichtbauplatten, Hohlraumziegeln und anderen Baumaterialien verwendet.

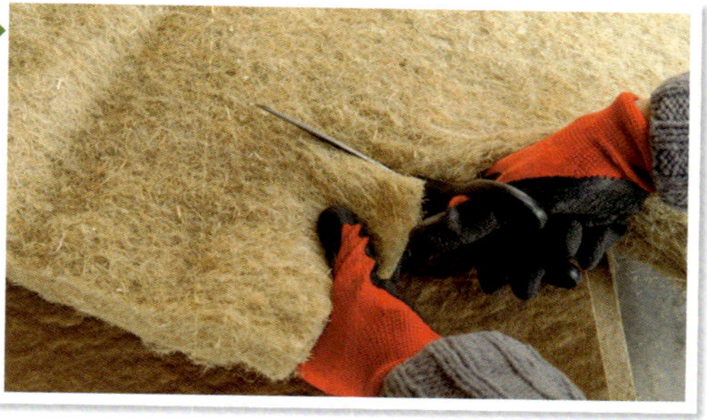

Des Weiteren kommen Schäben als Absorptionsmittel in der Industrie, als Einstreu in der Pferde- und Kleintierhaltung sowie als Mulchmaterial zum Einsatz.

Bei der Herstellung von Bekleidung sowie von Druck- und Schreibpapier spielt Hanf im Gegensatz zu vergangenen Zeiten nurmehr eine untergeordnete Rolle. Zwar sind diverse Erzeugnisse aus diesen Bereichen erhältlich, es handelt sich dabei aber – zumindest derzeit noch – um Nischenprodukte.

HANFSAMEN

Die auch als Hanfnüsse bezeichneten Samen sind extrem nährstoffreich und erfreuen sich daher zunehmender Beliebtheit als Nahrungsmittel – entweder ohne weitere Verarbeitung (zum Teil auch als Tierfutter) oder in Form von Mehl, Butter, Öl sowie Trinkhanf.

Das aus den Samen gewonnene Öl hat auch Einzug in die Kosmetik gehalten. Dort findet man es vorzugsweise in Produkten

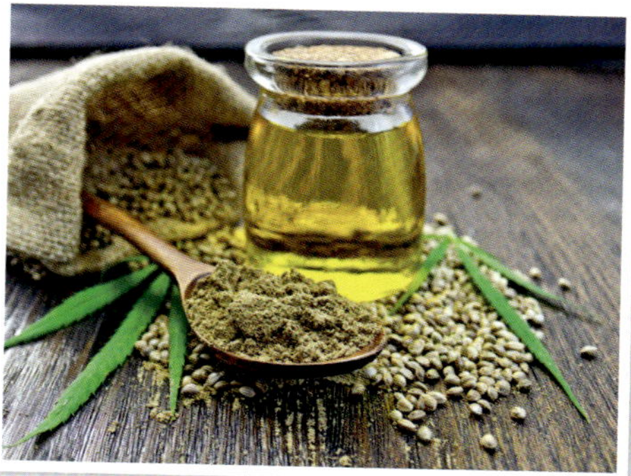

zur Hautpflege, da seine zahlreichen bioaktiven Substanzen die Hautalterung verlangsamen sowie die Abwehrfunktion der Haut gegenüber äußeren Einflüssen stärken sollen. Zudem ist es in Seifen, Shampoos und Waschmitteln zu finden.

Hanföl kommt aber nicht nur in der Kosmetikindustrie zum Einsatz. Daraus werden zudem zahlreiche technische Produkte hergestellt, darunter Öl- und Druckfarben, Firnisse, Kitte, Sägekettenöl, Reinigungsmittel und selbst Treibstoff.

BLÄTTER

Aus den Blättern (und auch den Blüten, siehe nächster Punkt) wird durch Destillation ätherisches Hanföl gewonnen. Dieses findet als Zusatzstoff sowohl in der Lebensmittel- als auch der Kosmetikindustrie Verwendung. So wird es beispielsweise Bonbons, Tee, Bier oder Schokolade beigemengt,

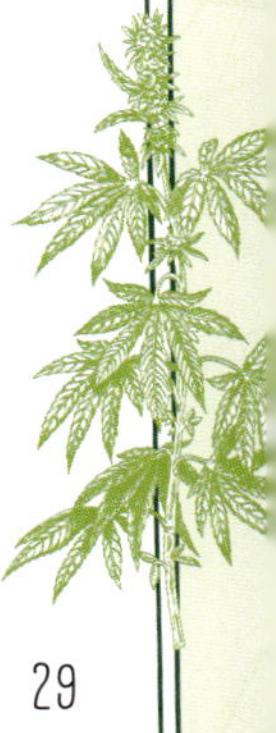

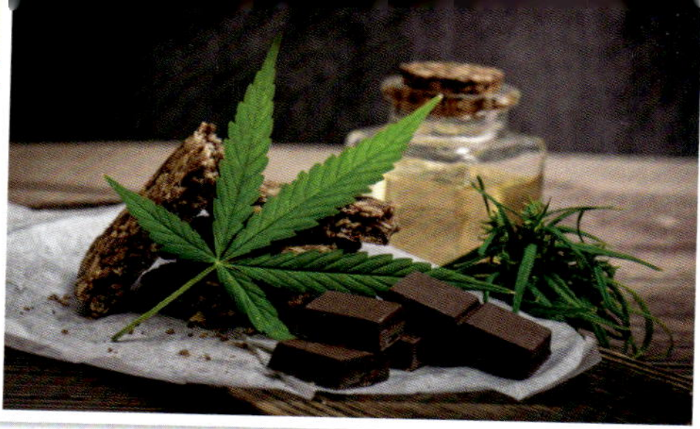

um diese entsprechend zu aromatisieren. Bei Massage- und Hautölen möchte man sich durch das Zusetzen von ätherischem Hanföl dagegen dessen beruhigende, entzündungshemmende und entkrampfende Wirkung zunutze machen. Darüber hinaus findet es sich in Parfüm und kommt in der Aromatherapie zum Einsatz.

GUT ZU WISSEN

Für die Gewinnung von ätherischem Hanföl werden Pflanzen mit hohem THC-Gehalt bevorzugt, da diese eine höhere Ausbeute und Qualität liefern. Durch die Destillation verbleiben aber nur minimale Spuren davon im Endprodukt, sodass eine Verwendung in Lebensmitteln und Kosmetikprodukten bedenkenlos möglich ist.

Zweigspitzen, Blüten und Samenhüllen

Aus diesen Teilen des weiblichen Nutz- beziehungsweise Medizinalhanfs werden – durch verschiedene Verfahren – die beiden Hauptwirkstoffe gewonnen, die derzeit in der medizinisch-therapeutischen Anwendung von Cannabis zum Einsatz kommen (siehe Seite 33 ff.): Tetrahydrocannabinol (THC) und Cannabidiol (CBD). Beide zählen zu den Cannabinoiden.

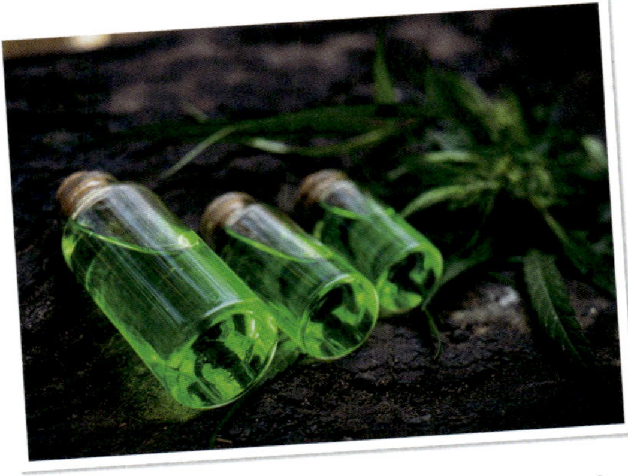

Sonstige Pflanzenteile/ ganze Pflanze

Der durch Pressen gewonnene Zellsaft findet Anwendung als Schleifmitttel. Und natürlich kann die Hanfpflanze als solche sowie mögliche Reste aus den verschiedenen Weiterverarbeitungsprozessen zu guter Letzt auch als Brennmaterial zur Energiegewinnung genutzt werden, wobei diese Auflistung der Verwendungsmöglichkeiten bei Weitem nicht abschließend ist.

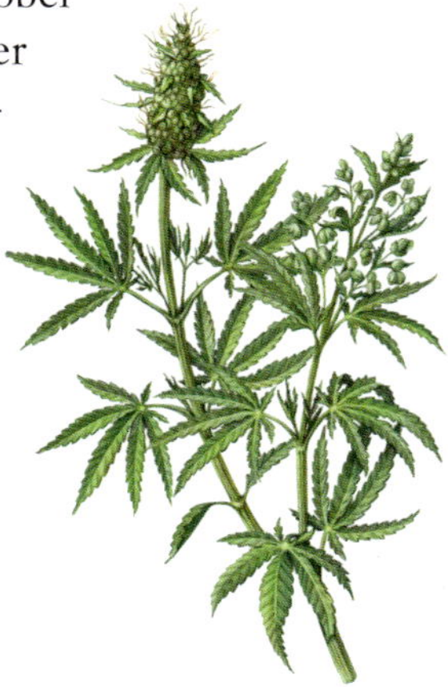

Medizinische Anwendung

Hanf ist wahrscheinlich nicht nur eine der bekanntesten, sondern auch der ältesten Heilpflanzen der Welt. Ihr Einsatz zu medizinisch-pharmazeutischen Zwecken reicht rund 5000 Jahre zurück. Und auch in der modernen Wissenschaft ist ihr medizinischer Nutzen mittlerweile unbestritten. Dabei stehen bislang vor allem die Inhaltsstoffe Tetrahydrocannabinol (THC) und Cannabidiol (CBD) im Fokus. Darüber hinaus enthält Hanf nach derzeitigem Wissensstand noch mehr als 100 andere Cannabinoide, über 200 Terpene sowie zahlreiche weitere sogenannte sekundäre Pflanzenstoffe, wobei sich die genaue Zusammensetzung je nach Sorte unterscheidet.

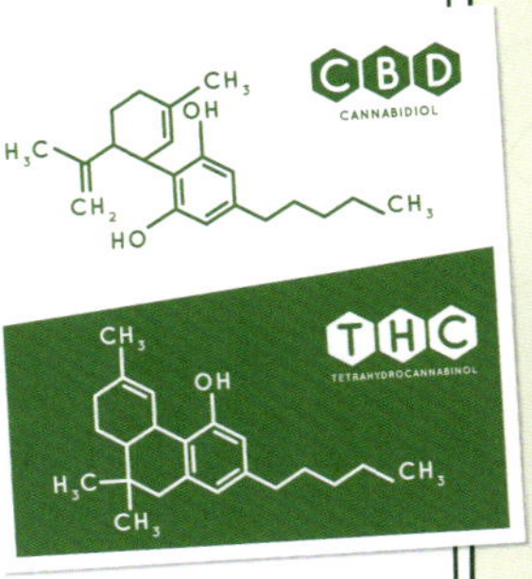

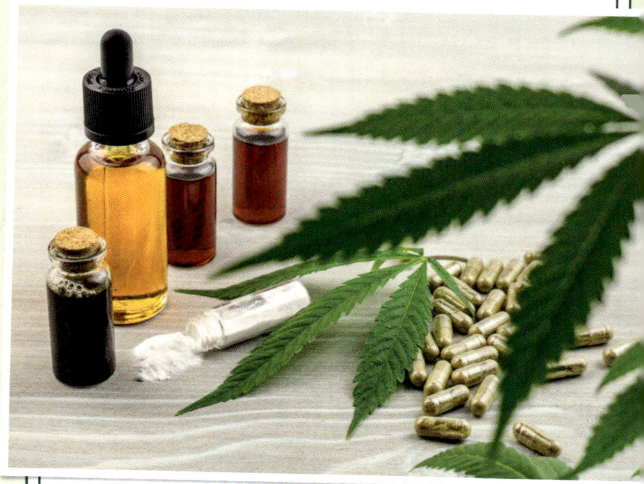

Mit dem Inkrafttreten des Gesetzes zur Änderung betäubungsrechtlicher und anderer Vorschriften im März 2017 ist Cannabis in Deutschland in Form von Medikamenten mit den Wirkstoffen Dronabinol und Nabilon sowie als individuelle Mischungen von Cannabisblüten und -extrakten „verkehrsfähig". Das heißt, es kann von jedem Haus- oder Facharzt verschrieben werden, wobei es allein in seinem Ermessen liegt, ob ein Therapieversuch mit Cannabis infrage kommt. Einzige Voraussetzung ist, dass die zu behandelnde Erkrankung lebensbedrohlich ist oder die Lebensqualität auf Dauer stark beeinträchtigt.

Ist das der Fall, trägt die Kosten für die Behandlung in der Regel die Krankenkasse. Diese muss zwar vor der erstmaligen Verordnung eines Cannabispräparats eine entsprechende Genehmigung erteilen, darf die Kostenübernahme aber nur in Ausnahmefällen ablehnen. Zudem muss sie diese Ablehnung innerhalb von 3 Wochen (bei Palliativpatienten sowie bei der ambulanten Fortführung einer stationär begonnenen Cannabistherapie sogar innerhalb von 3 Tagen) ausführlich begründen.

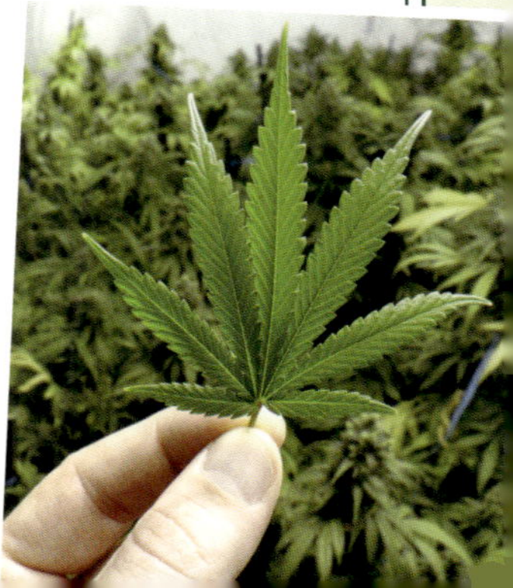

Die Rechtslage in Österreich und der Schweiz

In **Österreich** ist nach dem Suchtmittelgesetz weder der Erwerb noch der Besitz von Suchtmitteln erlaubt – das gilt auch für geringe Mengen, die für den Eigenbedarf gedacht sind. Im Gegensatz zu Deutschland können hier keine Cannabisblüten zur medizinischen Behandlung verschrieben werden. Jedoch ist die Verordnung von Dronabinol per Suchtmittelrezept mit Suchtgiftplakette möglich. Für die Kostenübernahme durch die Krankenkassen muss eine chefärztliche Bewilligung vorliegen. Achtung: Derzeit ist die Bewilligungspraxis noch nicht einheitlich, sondern variiert von Bundesland zu Bundesland. Das Nabilon-Präparat Canemes unterliegt nicht dem Suchtmittelgesetz, ebenso wie CBD-Präparate. Zwar ist Hanf als Suchtmittel (hier mit einem THC-Gehalt von mehr als einem Prozent) auch in der **Schweiz** grundsätzlich

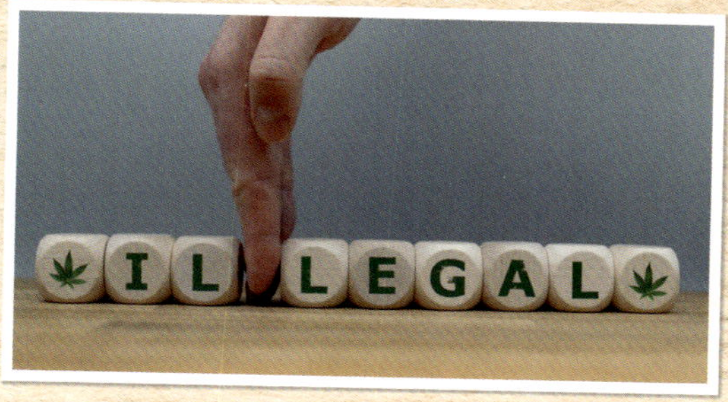

verboten, jedoch geht ein Erwachsener, der mit einer Menge von maximal 10 Gramm erwischt wird, in der Regel straffrei aus. Lediglich eine Geldbuße wird fällig. Für die medizinische Anwendung kann von den Fertigpräparaten einzig Sativex verordnet werden. Die Verordnung von Dronabinol-Rezepturen ist nur mit einer entsprechenden Ausnahmegenehmigung möglich, die vom behandelnden Arzt beantragt werden muss. Eine Kostenübernahme durch die Krankenkassen ist möglich, jedoch sind diese nicht dazu verpflichtet. CBD-Produkte fallen nicht unter das Betäubungsmittelgesetz.

Obwohl die Therapie mit Cannabinoiden unter Medizinern mehr und mehr Akzeptanz und Verbreitung findet, geht die Initiative dazu meist noch vom Patienten aus. Scheuen Sie sich also nicht, Ihren behandelnden Arzt darauf anzusprechen. Lehnt dieser eine solche Therapie ab, weil er noch keine praktischen Erfahrungen diesbezüglich hat oder den erhöhten Aufwand scheut, können Ihnen möglicherweise örtliche Selbsthilfegruppen mit einer Empfehlung weiterhelfen.

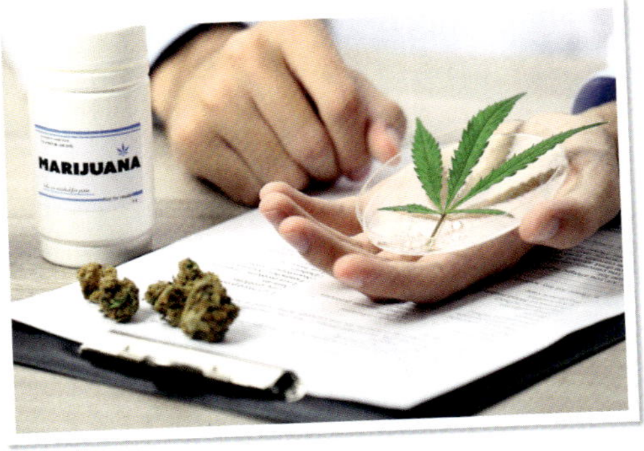

Meist ist Cannabis nicht das Mittel der ersten Wahl, sondern kommt dann zum Einsatz, wenn andere Therapieoptionen nicht möglich oder nicht erfolgversprechend sind beziehungsweise nicht erfolgreich waren. Verwendet wird es insbesondere zur Schmerztherapie, bei chronisch entzündlichen Krankheiten (zum Beispiel Morbus Crohn, Colitis Ulcerosa und Arthritis), Epilepsie, Multipler Sklerose sowie zur Behandlung von Appetitlosigkeit, Übelkeit und Erbrechen während einer Chemotherapie oder im Rahmen einer anderen chronischen Erkrankung wie HIV. Ebenfalls positive Behandlungsergebnisse werden bei Krebserkrankungen, Hauterkrankungen, Depressionen, Angst- und Schlafstörungen sowie beim Tourette-Syndrom und vereinzelt auch bei ADHS erzielt.

Dabei kann Medizinal-Cannabis in verschiedenen Formen verordnet und eingenommen werden.

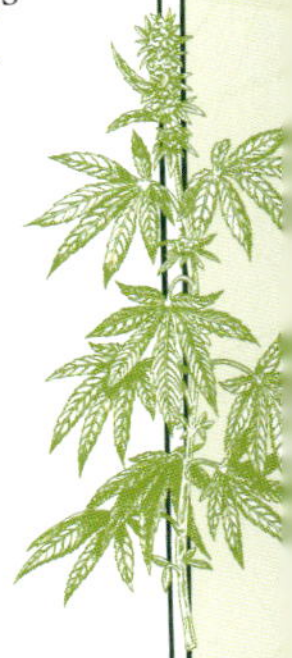

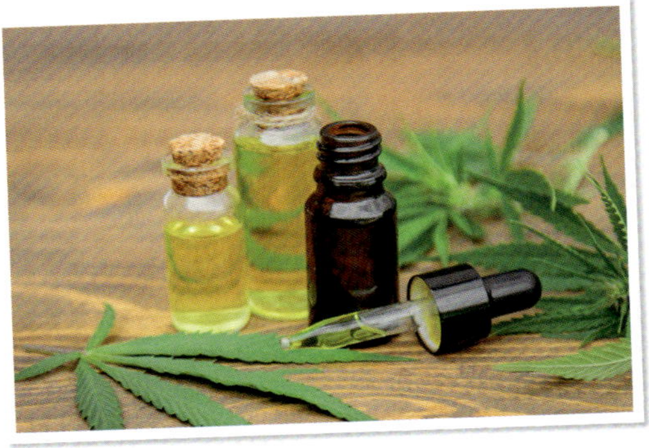

Die Fertigmedikamente liegen als Kapseln oder als Spray vor. Als sogenanntes Rezepturarzneimittel (das Arzneimittel wird individuell nach der jeweiligen Verschreibung von der Apotheke für Sie zubereitet) wird Dronabinol üblicherweise in Form von öligen Tropfen verordnet. Da Cannabisblüten und -extrakte zur Aktivierung der enthaltenen Cannabinoide vor der Einnahme erhitzt werden müssen, werden diese meist in einem sogenannten Vaporisator verdampft (siehe auch Seite 46) und die Wirkstoffe inhaliert.

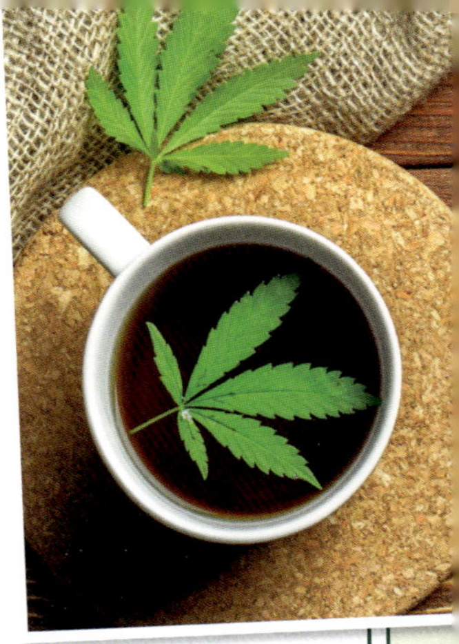

Manche speziell behandelten Cannabisextrakte können auch oral eingenommen werden. Cannabisblüten lassen sich zudem als Tee zubereiten. Über die jeweiligen Vorteile der einzelnen Darreichungsformen, Nebenwirkungen sowie die richtige Dosierung informiert Sie Ihr behandelnder Arzt.

CBD ist neben TBC der bekannteste der rund 500 im Hanf enthaltenen Inhaltsstoffe und gerade derzeit (wieder) eines der beliebtesten Naturheilmittel. Denn im Unterschied zu THC hat CBD keine psychoaktive Wirkung und ist – obwohl ihr rechtlicher Status nicht unumstritten ist – in Form von zahlreichen Produkten frei erhältlich. Das gilt auch für die Schweiz, nicht aber für Österreich.

Lediglich CBD als Rezeptursubstanz ist in Deutschland rezeptpflichtig (in der Schweiz verschreibungsfähig, in Österreich ist CBD generell rezeptpflichtig). Aus ihr stellen Apotheken die sogenannte ölige Cannabidiol-Lösung her.

CBD wirkt entzündungshemmend, muskelentspannend und nervenschützend. Darüber hinaus hat es angstlösende, antipsychotische, stimmungsaufhellende sowie vermutlich antibakterielle, antifungale und antitumorale Eigenschaften. Es lindert Übelkeit und Brechreiz und kann bei

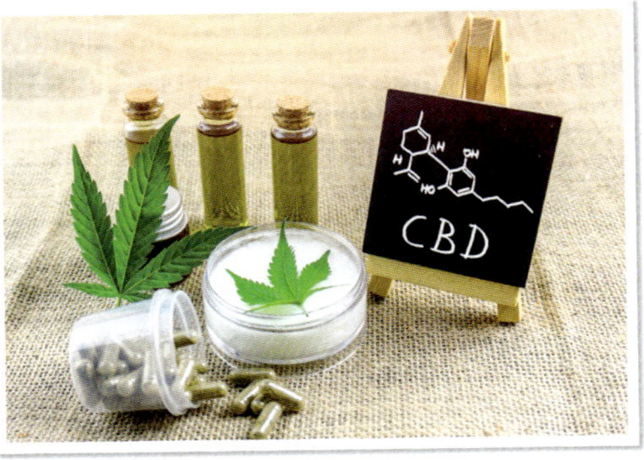

diversen Hautkrankheiten sowie chronischen Schmerzen helfen. Anders als THC hemmt CBD das Hungergefühl und scheint sich positiv auf die Gedächtnisleistung sowie Konzentrationsfähigkeit auszuwirken. Zudem kann es den durch THC ausgelösten Rauschzustand sowie dessen Entzugserscheinungen bei Absetzen mildern.

CBD-Öl ist von allen Darreichungsformen derzeit die beliebteste, da es gut sowie in unterschiedlichen Konzentrationen verfügbar ist und eine problemlose und relativ genaue Dosierung ermöglicht. Dabei wird das Öl normalerweise unter die Zunge getropft, wo es vor dem Herunterschlucken für etwa 30 bis 60 Sekunden verbleiben soll (sublinguale Einnahme). So gelangt es über die Mundschleimhaut in den Blutkreislauf, wodurch eine schnellere Wirkung erzielt und ein höherer Wirkstoffanteil aufgenommen wird als bei der oralen Einnahme über den Darm.

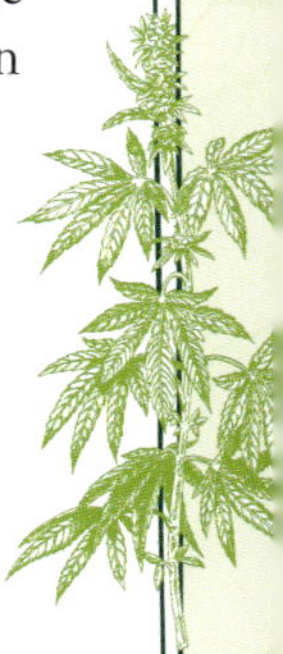

CBD-Öl wird als Vollspektrum-Öl, das wie der Name schon erahnen lässt, das gesamte Spektrum der Hanf-Wirkstoffe (mit Ausnahme von THC natürlich) enthält sowie als Isolat-Öl, bei dem nur CBD extrahiert wird, angeboten. Bei Letzterem ist der CBD-Gehalt sehr hoch, viele Forscher gehen aber davon aus, dass Vollspektrum-Präparate trotzdem wirksamer sind. Darüber hinaus sind auch Kombinationspräparate, zum Beispiel mit Mikronährstoffen, erhältlich. Einige Anwender von CBD-Öl berichten von einem „unangenehmen" Geschmack.

CBD-Kapseln stellen eine gute Alternative für geschmackssensible Menschen dar. Zwar sind sie nicht so individuell dosierbar wie CBD-Öl, dafür aber geschmacksneutral. Auch hier ist das Cannabinoid in Öl gelöst. Die Kapsel selbst besteht aus Gelatine oder pflanzlicher Cellulose. Da diese sich im Magen

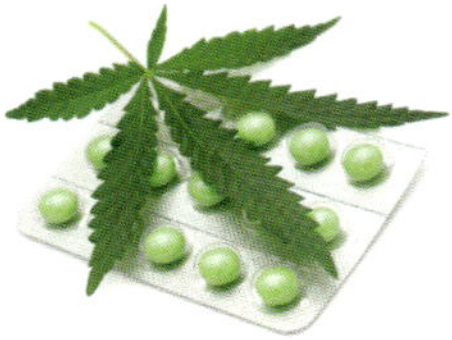

erst auflösen muss, bevor der Wirkstoff aufgenommen werden kann, tritt die Wirkung später ein als beim CBD-Öl.

Tee ist ebenfalls eine Möglichkeit der Einnahme. Allerdings ist CBD – genau wie THC – nicht gut wasserlöslich, weshalb CBD-Tees am besten mit einem Schuss Milch oder Sahne getrunken werden. Die ebenfalls bereits angesprochenen Schwierigkeiten bei der Dosierung treffen natürlich auch hier zu.

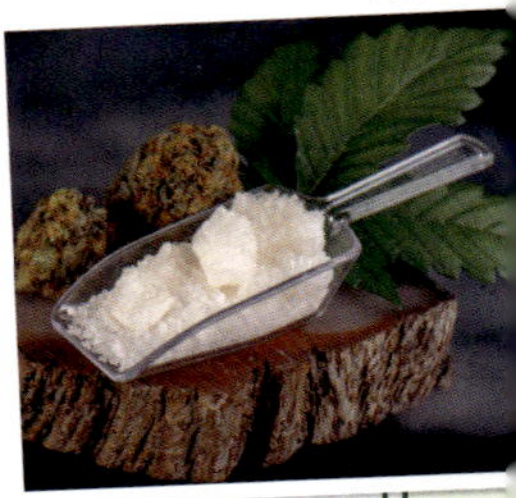

CBD-Kristalle sind eine weitere Darreichungsform, bei denen es sich um ein CBD-Isolat handelt (vergleiche Seite 44). Diese können direkt eingenommen, aber auch anderen Lebensmitteln, zum Beispiel Joghurt, beigemengt werden. Hier erweist sich die genaue Dosierung jedoch ebenfalls als vergleichsweise schwierig.

Die Möglichkeit der **Inhalation** besteht neben der oralen beziehungsweise sublingualen Einnahme auch bei CBD.

Mithilfe von entsprechenden Verdampfern werden die sogenannten CBD-Liquids (meist ein Isolat, siehe Seite 44) verdampft und das entstehende Aerosol eingeatmet. Über die Lungenbläschen gelangt das Cannabidiol dann in den Blutkreislauf. Dabei wird – wie bereits beim Rauchen von Medizinal-Cannabis beschrieben – eine recht hohe Menge an CBD innerhalb von kurzer Zeit aufgenommen. Die Wirkung tritt schnell ein, hält aber nicht so lange an. Zudem empfinden manche Anwender das Rauchen als störend.

Auf die Möglichkeit der **äußerlichen Anwendung** sei hier noch zu guter Letzt hingewiesen.

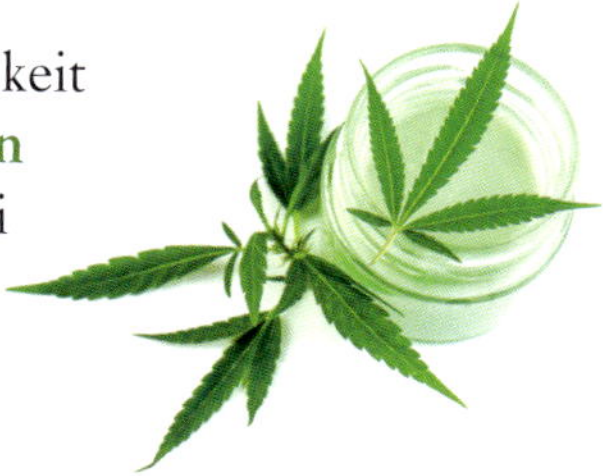

Inzwischen sind auch diverse Cremes und Salben (sowie andere Produkte) mit CBD erhältlich. Sie können sowohl zur Hautpflege als auch zur Unterstützung bei der Behandlung von diversen Hautkrankheiten eingesetzt werden. Da sie in der Regel nur wenig CBD enthalten, hat sich häufig eine Kombination von innerer und äußerlicher Anwendung bewährt.

Die Wirksamkeit von CBD ist sehr individuell und ähnlich wie bei THC von vielen verschiedenen Faktoren abhängig, nicht zuletzt vom Körpergewicht. Deshalb gibt es keine Standard-Dosierempfehlung. Da hohe Dosen meist nur selten nötig sind, starten Sie am besten mit einer niedrigen Dosierung von 20 Milligramm CBD pro Tag. Beobachten Sie einige Tage, ob und welche Wirkungen Sie mit dieser Dosierung erzielen – vor allem in Hinblick auf Laune, Schlaf, Verdauung, Appetit und Schmerzen.

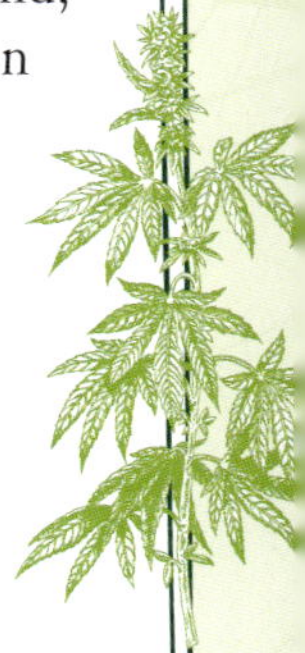

Sofern nötig steigern Sie die Dosis – in kleinen Schritten – alle drei bis vier Tage, bis sich der gewünschte Effekt einstellt. Die üblichen Dosen liegen bei Erwachsenen im Allgemeinen zwischen 100 und 800 Milligramm beziehungsweise bei 1 bis 25 Milligramm pro Kilogramm Körpergewicht bei Kindern (wobei Dosierungen im oberen Bereich dieser Spanne nur bei der Behandlung schwerer Erkrankungen eingesetzt werden). Diese werden normalerweise auf zwei bis vier Gaben über den Tag verteilt, wobei es eine eher untergeordnete Rolle spielt, ob Sie diese vor, zu oder nach den Mahlzeiten einnehmen.

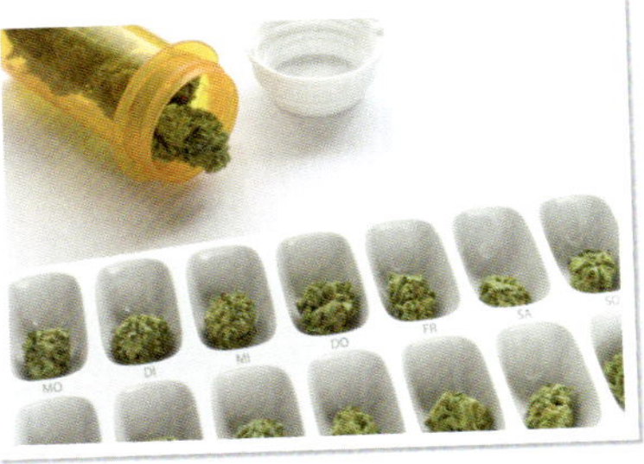

CBD kann sowohl bei akuten Beschwerden zeitlich begrenzt als auch zur Prävention dauerhaft eingenommen werden.

Stellen sich unerwünschte Nebenwirkungen ein, reduzieren Sie die Dosis beziehungsweise setzen Sie die Einnahme aus und halten Sie Rücksprache mit Ihrem Arzt oder Heilpraktiker. Das empfiehlt sich generell, insbesondere aber dann, wenn Sie regelmäßig andere Medikamente einnehmen, eine längerfristige Einnahme planen und/oder sehr hohe Dosen CBD zu sich nehmen.

NEBENWIRKUNGEN UND CO.

Die Einnahme von CBD ist im Allgemeinen völlig unbedenklich und gut verträglich – wirklich nebenwirkungsfrei ist sie allerdings nicht. In seltenen Fällen kann es, gerade bei hohen Dosen, zu Unwohlsein, Benommenheit, Appetitverlust, Durchfall und Schläfrigkeit kommen.

Nebenwirkungen und Co.

Darüber hinaus besteht die Gefahr von Wechselwirkungen. Sind Sie auf die regelmäßige Einnahme von wichtigen Medikamenten angewiesen, sprechen Sie unbedingt vorher mit Ihrem behandelnden Arzt. Auch bei Neuverschreibungen sollten Sie sicherheitshalber erwähnen, dass Sie CBD einnehmen. Auch bei einer Einnahme während der Schwangerschaft sowie bei Vorliegen schwerer Persönlichkeitsstörungen und psychotischer Erkrankungen ist im Vorfeld ein klärendes Gespräch mit Ihrem behandelnden Arzt geboten. Eine Überdosierung ist nur theoretisch möglich. Bis heute ist kein Todesfall dokumentiert, der auf die zu hohe Einnahme von CBD (oder auch THC) zurückzuführen ist.

Hanfsamen sind – egal in welcher Form – eine extrem gesunde und gleichzeitig schmackhafte Bereicherung für jede Mahlzeit. Lassen Sie sich von den nachfolgenden Anregungen inspirieren und werden Sie dann selbst kreativ tätig. Ihrer Experimentierfreude und Fantasie sind dabei nahezu keine Grenzen gesetzt …

Ungeschälte Hanfsamen haben eine bissfest-knackige Textur und einen nussigen sowie leicht süßlichen Geschmack. Dieser lässt sich durch leichtes Anrösten bei niedriger Temperatur (!) noch intensivieren. Sie eignen sich wunderbar als Snack zwischendurch und passen hervorragend ins Müsli, in Joghurt, Smoothies oder Salate. Zudem harmonieren sie mit Gemüse wie Tomaten, Zucchini, Blumenkohl und Sellerie. Geröstet verleihen sie Fleisch sowie Kartoffeln

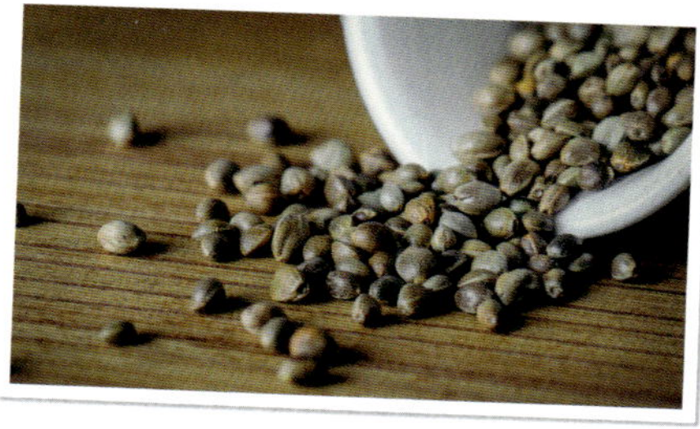

zusätzlichen Pfiff. Darüber hinaus lassen sich Brot- und Kuchenteige mit ihnen verfeinern, wobei sie besonders gut in Dinkel- und Haferbackwaren zur Geltung kommen. Aber auch in Butter, Marmeladen und Dips machen sie eine gute Figur.

Hanföl ist nicht zum Braten und Frittieren geeignet, wohl aber zum Dünsten und Dämpfen (wobei es dafür eigentlich zu schade ist). Auch zum Veredeln von gekochten Speisen wie Suppen und Soßen kann es prima eingesetzt werden. In der kalten Küche eignet sich Hanföl mit seiner leicht nussigen Kräuternote perfekt für

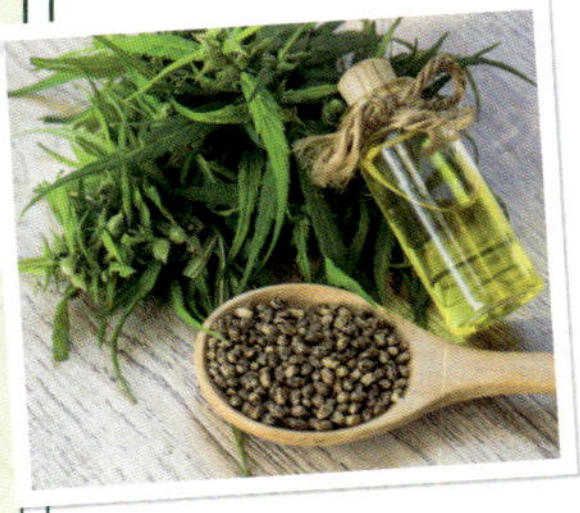

jede Art von Salat, für Dressings sowie als Brotaufstrich. Auch als Begleiter in Smoothies und dem morgendlichen Müsli ist es empfehlenswert.

Hanfmehl ist glutenfrei und kann daher nur im Rahmen einer Mehlmischung zum Backen verwendet werden. Sie können rund 10 Prozent, in Ausnahmefällen bis maximal 30 Prozent des üblichen Mehls durch Hanfmehl ersetzen. Bei einem höheren Anteil riskieren Sie, dass Ihre Backwaren in sich zusammenfallen. Zum Binden und Verfeinern von Soßen sowie zum Einstreuen in Süßspeisen und Desserts eignet es sich dagegen uneingeschränkt.

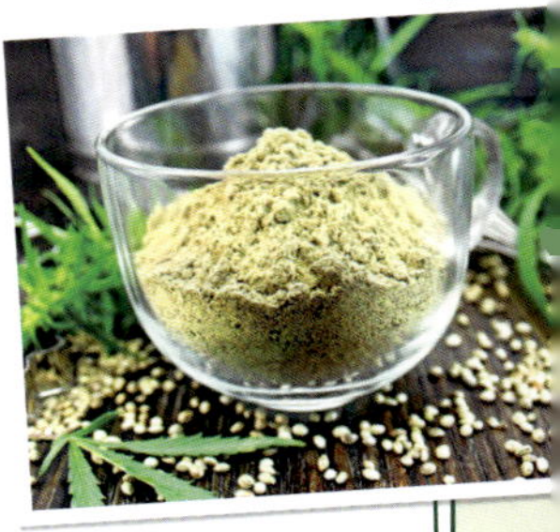

Dosierung

Da Hanfsamen ein wahres Füllhorn an Nähr- und Vitalstoffen sind, ist ein übermäßiger Verzehr nicht sinnvoll, zumal 100 Gramm rund 600 Kilokalorien enthalten. Beim Verzehr von ungeschälten Hanfsamen kann es zu Blähungen und Durchfall kommen, wenn Ihr Darm nicht an eine ballaststoffreiche Ernährung gewohnt ist. Starten Sie mit einem Esslöffel täglich und steigern Sie dann die Menge. Mehr als 30 Gramm, gern über den Tag verteilt, sollten es aus den vorgenannten Gründen aber nicht werden. Da Hanfsamen im Magen aufquellen, sollten Sie zudem auf eine ausreichende Flüssigkeitszufuhr achten.

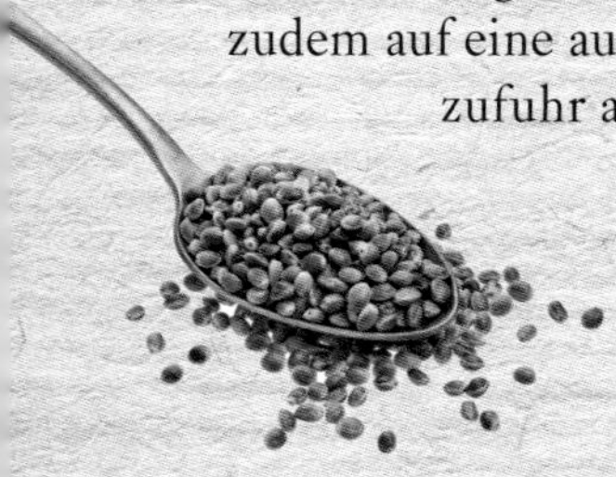

Hanfsamenmilch

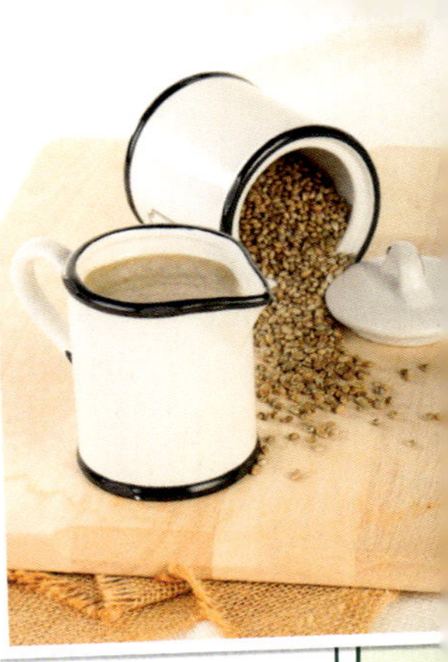

Zutaten für ca. 500 ml:

5 EL ungeschälte Hanfsamen
1 Vanilleschote
5 Datteln

Zubereitung:

1. Um den Geschmack zu intensivieren, die Hanfsamen in einer Pfanne kurz anrösten. Die Vanilleschote der Länge nach aufritzen und das Mark herausschaben. Die Datteln halbieren und den Kern entfernen.
2. Die Hanfsamen, das Mark der Vanilleschote, die Datteln und 500 ml Wasser in ein hohes Gefäß geben und für etwa 2 Minuten pürieren.
3. Anschließend die Hanfmilch durch ein Haarsieb laufen lassen und auffangen. Die Milch kann nun direkt verwendet werden.

Hanf-Smoothie

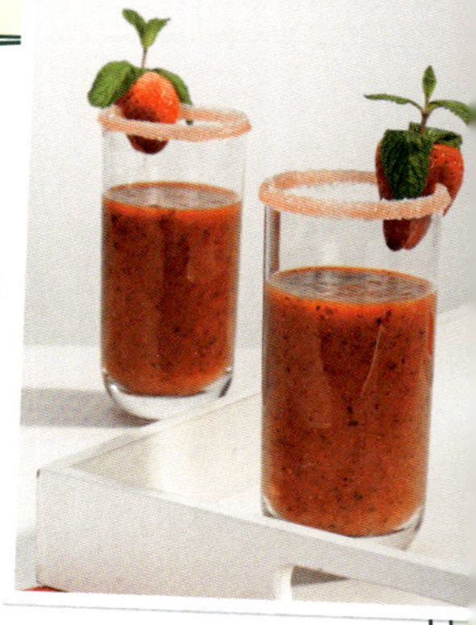

Zutaten für 2 Gläser:

200 g Erdbeeren
1 Apfel
½ Mango
1 TL Zitronensaft
2 EL Apfelsaft
2 TL Hanfmehl
Minzeblättchen zum Dekorieren

Zubereitung:

1. Die Erdbeeren waschen und den Stiel entfernen, zwei Erdbeeren für die Dekoration beiseitelegen. Den Apfel waschen, halbieren, vom Kerngehäuse befreien und grob zerkleinern. Die halbe Mango schälen und in grobe Stücke schneiden.
2. Die Fruchtstücke zusammen mit den beiden Säften und dem Hanfmehl in den Mixer geben, fein pürieren. In Gläser umfüllen und mit den Erdbeeren und den Minzeblättchen dekorieren.

Gebackenes Gemüse mit Honig und Hanf

Zutaten für 6 Personen:

250 g Pastinaken
250 g Karotten
500 g Petersilienwurzeln
500 g Süßkartoffeln
½ Stange Lauch
6 Stangen Sellerie
2 rote Zwiebeln
4 Knoblauchzehen
4 EL flüssiger Honig
8 EL Hanfsamenöl
4 EL Senf
2–3 EL ungeschälte Hanfsamen
Salz
Pfeffer

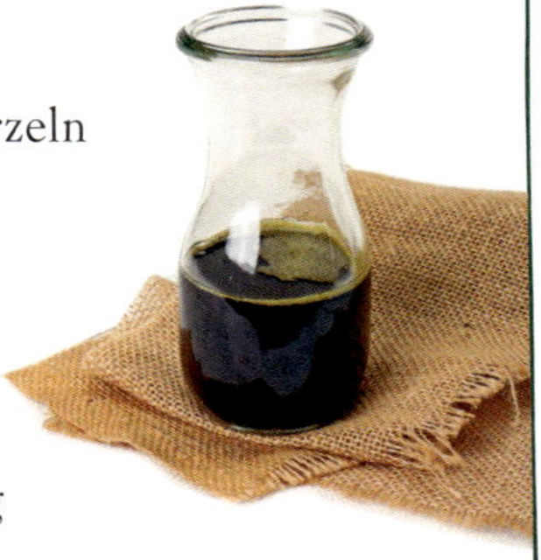

Zubereitung:

1. Den Backofen auf 200 °C (Umluft 180 °C) vorheizen.

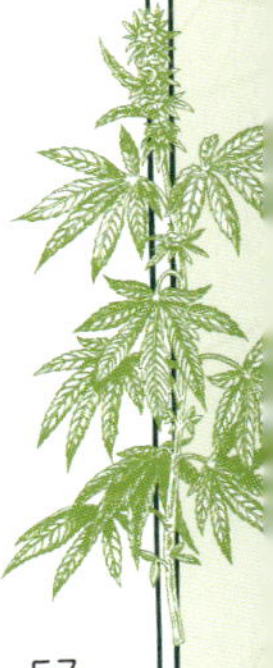

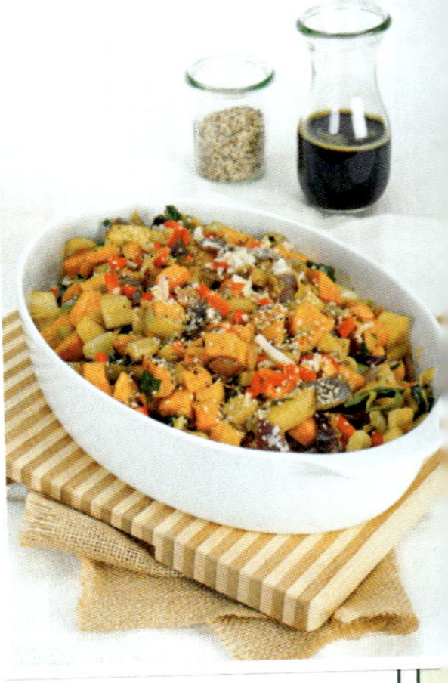

2. Die Pastinaken, die Karotten, die Petersilienwurzeln, die Süßkartoffeln, den Lauch und den Sellerie waschen, putzen und in gleich große Teile schneiden. Die Zwiebeln und den Knoblauch abziehen und klein hacken.
3. Den Honig, das Hanfsamenöl und den Senf mischen und Pfeffer und Salz hinzugeben. Die Soße mit dem Gemüse vermengen, alles in eine Backform füllen und im vorgeheizten Backofen 60 Minuten backen. Beim Garen das Gemüse mehrmals umrühren. Das Gemüse ist fertig, wenn es goldbraun ist.
4. Den Hanfsamen in einer Pfanne kurz anrösten – so verstärkt sich das nussige Aroma – und über das Gemüse streuen.

Gefülltes Schnitzel im Hanfmantel

Zutaten für 4 Personen:

4 große Schweine- oder Putenschnitzel
100 g Frühstücksspeck
1 Zwiebel
1 rote Paprika
8 Scheiben Emmentaler
100 g geschälte Hanfsamen
200 g Paniermehl
2 Eier
3 EL Mehl
3 EL Öl
Salz
Pfeffer

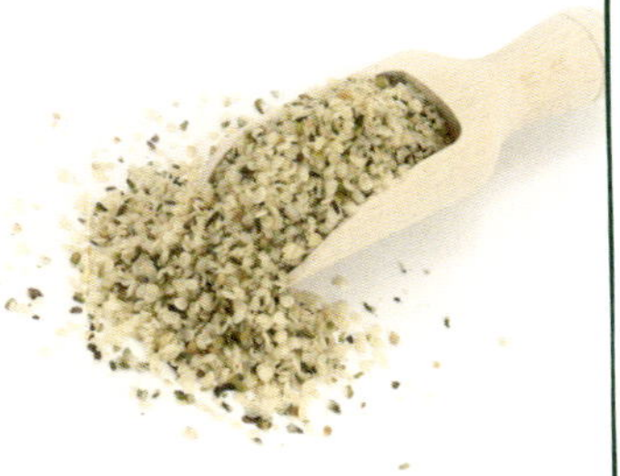

Für den Salat:

1 geputzter, gewaschener Kopfsalat
4 EL heller Essig
8 EL Hanföl
Salz
Pfeffer

Zubereitung:

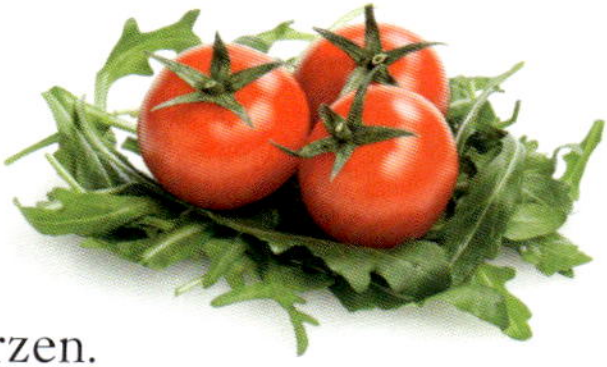

1. Die Schnitzel leicht klopfen und mit Salz und Pfeffer würzen. Den Speck in Würfel schneiden. Die Zwiebel abziehen und klein schneiden. Die Paprika waschen, putzen und würfeln.
2. Die Schnitzel mit je zwei Scheiben Emmentaler belegen, dann den Speck mit den Zwiebeln und dem Paprika darauf verteilen. Das Fleisch zusammenklappen, die Ränder leicht zusammenklopfen und mit Rouladennadeln oder Holzspießen verschließen.
3. Die Hanfsamen mit dem Paniermehl vermengen. Die Eier verquirlen. Die Schnitzel erst in Mehl und dann in den verquirlten Eiern wälzen. Anschließend mit dem Paniermehl und den Hanfsamen panieren.

4. In einer Pfanne das Öl erhitzen und die Schnitzel darin von beiden Seiten goldgelb backen. Die Schnitzel auf Küchenpapier abtropfen lassen und servieren.
5. Dazu passt ein Blattsalat mit Hanfölmarinade. Vermischen Sie dazu den Essig mit dem Hanföl, Salz und Pfeffer, gießen Sie die Marinade über den Salat und streuen Sie nach Belieben noch ein paar Walnusskerne darüber.

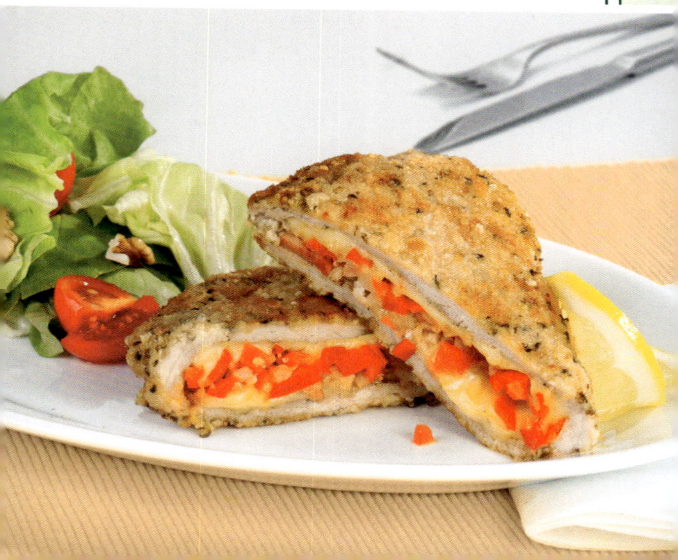

Tiramisu

Zutaten für 4 Personen:

200 g süße Sahne
1 Vanilleschote
500 g Mascarpone
50 g Puderzucker
3 EL Amaretto
100 g geschälte Hanfsamen
200 g Löffelbiskuits
2 Tassen Kaffee, gekocht und abgekühlt
Kakaopulver und geschälte Hanfsamen zum Bestreuen

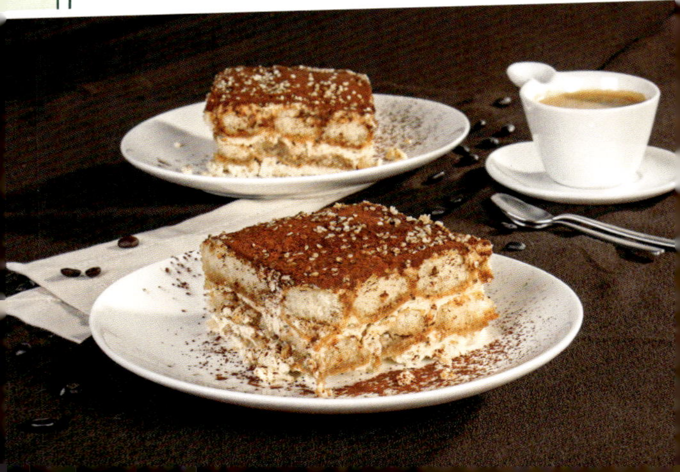